NURSING

Word Search Puzzle for student nurses
Volume 1
Issue 1

PHARMACOLOGY

Evelyn Justiniano LPN, SRN

ANGINA & MYOCARDIAL INFARCTION MEDICATIONS

N E J T D W P F S U Z X E Q X O V U X E P B Y T
I A T D M I H K P X S A D Z G I N B X R E T O P
F P H A J G C Z L U L O S J W F O G Q J T X N Y
E K G M R S O Z H O U D E B W X M D C Q A A I M
D P A O T T A P L K U E L I D I R P E B R H R O
I C R V D V I O P Y F E K H P K A R C I T K E V
P H G O N L N N Z O I V C S L F D L V U I Y C B
I X F C T A I Q I X F T N G D Y V D A C N P Y E
N E Z T R L J X T D Q T L V L V M K C T O G L J
E A G P Y O C S N K E O G V K E A K C V N I G J
N B O E Q L K W Z K L D A G T N B Q Q E O T O K
V R A V I O L C V O T M I O F V A R U R M C R N
P Z E Y Z M Q O N H S R P B A A C J F A E K T H
H M B U O I S E L B X R A N R B F Y W P D I I W
T E L J B T T H H O O W J Z T O S E F A I S N T
M U I P G A H S N L T C B T C V S E V M B T O H
W E G M V B Z Y O A B U T L H B F O Q I R G L L
E W Z Z Z R B L C D D C B C M B B D S L O A T E
A M L O D I P I N E N O B E N T E I E I S W C B
S C M E Z A I T L I D Q L X C T R U L X O A B E
L L L F V F V P C C T H G O W A L B L K S H N J
K M B F Q U W W B S W T C H L J Y L G P I G V X
G O J B D I Y T H Q A O M A G R J M S N C Q U O
S U Q X W X A Y Z X J V N Q S G N R M K O O Z J

Acebutolol
Amlodipine
Atenolol
Bepridil
Diltiazem
Isosorbide dinitrate
Isosorbide mononitrate
Metoprolol
Nadolol
Nifedipine
Nitroglycerin
Propranolol
Timolol
Verapamil

ANTICONVULSANT MEDICATION I

O L Z G U E W N F J N I T N E P A B A G P K J N
I B X D B N Z M A Q O S X A N Z O R T E U Q E E
G Y S L Y I B F C F B F M I L C Z A K Q H K W U
K M L G T G S O V A Z D A Z U B W W L O Z F G R
Y S U R W I A W K T R B E D G F W N H B H Y Z O
P W S I A R X W M O Z B B P S G R R V D N P R N
R V I G D T Z I H M G J A C A G C N X W W H F T
G P A A E O C W V S T Z B M Q K I B F M R E U I
K K H Z Q M S K D Z J R R Y A T O V T E H N F N
H P K N Y A A X R F S Y Y R N Z T T L B M O L Z
E T B R E L E Z E U W J J A I I E O E A U B A S
V R O H V B U P P O E L L T W M T P G E Q A N G
T B V J Q T E Q C Z R I N O T E H K I S R R I A
V S I G J U Y X P O D P O G R U U Y Z N H B M B
P H E N Y T O I N G B V L G Z O R V G R E I U O
Z E T O K A P E D E S B E A S M H H E U E T L R
J N J L Z J X B W S A T J U V S W D H R K A E O
J P R E G A B A L I N W L N K I C Q W T G L R N
J A C I R Y L Q K Q J K Q L H T D I A X R G E E
Q D N P C A R B A T R O L E O Z V P C Y C Y R T
E Y M O A K W W B G B G H P B T B E B P X Z A Z
W L O T E R G E T J Y W W I W Q I E K P O V U D
B D W C N L A M I C T A L G D U T P S D Q M O P
J D U N U G L V G Z Y C W G G R E L E G W C R Y

Carbamazepine	Carbatrol	Depakote	Depakote ER
Dilantin	Divalproex Sodium	Epitol	Equetro
Gabapentin	Gaborone	Lamictal	Lamotrigine
Luminal	Lyrica	Neurontin	Phenobarbital
Phenytoin	Pregabalin	Tegretol	Tegretol ER

ANTICONVULSIVE MEDICATIONS II

O	X	Y	C	A	R	B	A	Z	E	P	I	N	E	D	I	J
O	Q	K	B	I	V	Q	M	T	D	W	C	P	F	X	T	X
T	T	R	Y	T	Y	J	M	W	E	O	R	N	W	Y	T	X
J	G	V	S	D	O	C	H	I	M	E	I	N	M	L	T	D
M	D	H	Z	H	S	P	A	H	G	M	X	O	F	N	O	D
L	O	E	G	S	I	C	I	A	W	K	A	C	M	X	P	M
H	L	U	R	V	I	X	B	R	B	E	O	A	N	C	I	V
N	Z	T	X	R	X	A	A	I	A	P	L	P	I	B	R	Z
P	Q	U	Y	C	L	I	E	M	B	M	Z	E	B	O	A	F
Z	D	L	U	I	Z	H	V	T	A	H	A	D	A	W	G	P
C	Y	A	N	Q	V	G	E	A	A	P	W	T	J	Z	E	B
L	Z	O	K	M	M	H	D	F	J	O	O	T	E	S	N	A
T	J	W	X	A	X	R	W	Q	L	W	R	T	S	Y	K	F
N	P	S	F	C	A	Z	W	Q	Z	H	W	P	E	O	I	A
T	R	I	L	E	P	T	A	L	G	U	T	C	L	S	A	L
J	W	K	U	P	Z	Z	R	H	E	O	S	C	I	A	E	E
S	H	T	Z	U	Z	I	V	C	G	I	G	P	D	Q	V	G

Depacon Lyrica Oxycarbazepine Pregabalin
Topamax Topiragen Topiramate Trileptal
Valproate

ANTI-INFECTIVES MEDICATIONS I

M C J R O P E N I C I L L I N K H A D L E J N E
N U A Q E F G E N T A M Y C I N S M X P O K I O
I N D G E L G B I U K Q B G Y O A P U X V Z L K
X A G N I C Y M O R H T I R A L C I S Y B A L S
E P A F R Q P G K H A G A E K G M C O R N N I I
L P R Q V O B M A N A M P W D S J I W B I A C R
A E A C F N D G T L O P I A L O J L N F C C Y C
H L M E E L N I X O F E M K R G L L I V Y U W K
P O Y F T F I B N L L L C Q A T S I E M M L Q E
E Z C O B A C T R I M J S B Z N P N Q H A F I F
C A I X E X T B C B Q Y X O I R O E B T R I C L
P N N I V O V I U O C Z F K A L E Q S O B D E E
F O B T M M W C A M O X I C I L L I N B O E F X
G C E I M R B I S N I X A I B W T C B R T H O P
M U N N Q E D L H X A M I K I N D J P E Y I T P
C L Y E Q P D L U L W R X J H W S D X X Q I A Q
H F E X P S E I W G A N W Q F G X B G H D G X I
N R W R H I D N B I A X I N X R C B B Y N G I O
M F P K T D N V W R D I T O R A L V Y J V D M F
U L F I M A T M O X A T A G L Y G A L F E R E V
F E A Y P T K F O A Y T N Y S S K Y X R N F U D
I O S R V I A G B O E L O Z A D I N O R T E M Z
J L O S E L T A M I V I R P H O S P H A T E F U
B W W O C Y I G Q A B G K Q X G L T C O T Y M E

Amikan
Amikin
Amoxicillin
Ampicillin
Bactrim
Biaxin
Biaxin XR
Bicillin
Cefotaxime
Cefoxitin
Cephalexin
Claforan
Clarithromycin
Diflucan
DisperMox
Flagyl
Flagyl ER
Fluconazole
Garamycin
Gentamycin
Keflex
Larotid
Mefoxin
Metronidazole
Moxatag
Omnipen
Oseltamivir phosphate
Penicillin
Septra
Tamiflu
Tobramycin
Tobrex
Wycillin

ANTI-INFECTIVES II

```
U H Y N L O V G V P D J U E H E Q I H A H W W F
W X M N R J K R K D K Z R X Y L G Q W M I U C S
J Y H I I A M K N V L Y S I F Z U O V G G D B P
F B K R M C F O E B T Y R Y I X B A T Y R D M A
S R B T G I O Z I H Y C Y T W K H C P Y B F N F
W D Y V E M P R R J Y B H E Z H W W F T Q S Q W
W F C Y B H L O H G Y R N A W I G F I O Z U L A
F P E N Q F M E B T O V J A L X N M I P I H K R
F J N W O Y P H V M Y B A X U I O X J L I F H K
P U Y I C R N F A A I R N F C U W E R G N C C H
F W H I C M P X N W Q H E Y Z V T V I E T T S H
E D N E H A N I B F Y U M P D B Q R W G P Q E T
X Q K T K E X K C B C O I P J P E U W G Y F H Y
L P I R X P Q O O B R Y A N T C B L E K D L U X
N G M Z N K R L L H J F P L V C O V G K X R J C
X G K E Z V L K T F P E P Z K R D R K B R M G E
P X T H Q C R I M J A Q F T K P X S K G E X A H
K R Y E A F Z L I N K V W M B M N C Y W Z M E E
F N G C V A C Z B W K W E Q Z S M J Q E P X C S
I V A S K G K V A Y N A Q L V A N C O M Y C I N
J B X I V Q J F G G G X P M P Q L F S B B U R I
S I C J E V C X Y S F S T F J A J X V Y W V S O
G T X K R J N E B Y U V A N C O C I N L O I M G
O C I P R O F L O X A C I N V Q E S X R V E S L
```

Azithromycin	Cipro	Ciprofloxacin	Dry tab
Erythrocin	Erythromycin	Levafloxacin	Levaquin
Vancocin	Vancomycin	Zithromax	

ANTINEOPLASTIC, ALLERGY & ASTHMA ANALGESICS

```
H X J R S B D N B B H M B R Y D J V X N C W N A
P L U L H H B G E Q E Y J O Y I T E Q P F E P E
R I C W L G A E C S M C M F E N N Q X T H M P J
O Q L D Y K E Z O Q R Y L N O I L X S P V V V I
M U V L I N T C N Z Q D U O H K Q X E P X I R R
A I M L J L J B A Z L Y P P M P X C F T V C F C
R P L A V E A I S X B T R A I E A E X D Y O X K
U R C R C J N U E I I O S C Q A T C R V O D Q G
D I H E W B S D D E M I K E Y N C H C B S I G S
H N E V B W O M U I E Z A T G I G E A D E N G M
Y D N E I R P R P C D U S A Z T V T R S Z L F K
D O I F X R K W N H E G X M N N X A T Q O J E Z
R I Z F O I A A O L B T V I E O B X V A C N N C
O M I G C O D E I N E R I N F C E E L T O S E C
M X R O E Z M V N B P M W O I S C R P L H E T R
O Y I R L S S Q A G F C Y P X M L T Z X P W Y W
R O T M E J S T V U J L G H O E O O N M K J L U
P S R F C L R M M A L Y E E M P V H A X J G E P
H I E H J O I O Z A R M S N A S E T U Y E O N A
O O C J L R R B X Z T P T V T G N E R N L Z O P
N M U C B P V E U S T F I X F N T M E U C C L A
E D V T H K R X Q T S N C F Y M H B D Q Z D M N
E X F J C T T F W K Z H N G F J S V A F M C K E
R U H E T A R T R A T I B N O D O C O R D Y H G
```

Acephen	Acetaminophen	Avinza	Beclomethasone
Beclovent	Beconase	Celebrex	Celecoxib
Certirizine HCL	Codeine	Dilaudid	Duramorph
Enducet	Feverall	Genapap	Genebs
Hydrocodon bitartrate	Hydromorphone	Imfumorph	Liquiprin
Lortab	Methotrexate	Morphine	MS Contin
Qvar	Tamoxifen	Trexall	Tylenol
Vicodin	Wygestic		

ANTIPLATELET, ANTICOAGULANTS, & THROMBOLYTIC MEDICATIONS

C E P F Q X V N L M I O V E I Z N Z D Z N W Y E

L R E H J J A N T O V E N Z J C I S V H A H J X

O G X I A P L I U Y F T R Y A J R M P S D E O B

P K K W O D N K K O E S S L X Y I X A Z C O N W

I X Q Y A Q H B B R B F R E E Z P M U M P X I R

D I P Z X B J L I V D P U V D W S C U Z G O R I

O V G U Q G B C S P J O S O A A A E S B U K T V

G A T F B V C O N R L O C N R P J A Y P U I O A

R L O P T O X S K D J P T O P P F G W X S N C R

E P T W A Q G C B I D N S X C J J U L B Q L E O

L K Z T L T D A H T N P E S A L P E T L A Y S X

U O E C Y B U T E E P A K O A A F D K U A T W A

I D Q P R A L H Y E Y V S D B B T J Z C W I W B

F H K N I R A F R A W F I E A X P O T Q B C C A

O E E N G H Z L D H Z R U T Z C A I T J C V A N

W P S W O Y F O T B Y N Q P K E V W S J V Q Y R

J A A D E N O X A P A R I N D A B X H K B J Q V

S R N L Q P H N I R D V B D S V X A R E L T O R

A I I M K T W D X V Q E B E F A M M Q F L I D A

J N K L V H D N V T Q G K I H O C L T B C E B P

Z B O F I N S W S H Y C O U M A D I N K Y Y B Y

R P R N E T A L I X E T E N A R T A G I B A D A

Y H U U L U L I Y P K H R O A J Z J V Q F Q M I

S P B J U O F A C J I E A H C R S Y N J U X C L

Abbokinase
Activase
Alteplase
ASA
Aspirin
Cathflo
Clopidogrel
Coumadin
Dabigatran Etexilate
Dipyrida
Ecotrin
Enoxaparin
Enteric coated
Heparin
Jantoven
Kinlytic
Levonox
Plavix
Pradexa
Rivaroxaban
tPA
Urokinase
Warfarin
Xarelto

ATRIAL DYSRHYTHMIAS

```
S N P C I H M P T L W E Y Z P U J V F T L U G X
T R A N S C U T A N E O U S P A C I N G V U S W
Q H K Q S H O R T N E S S O F B R E A T H S Z U
N Y K W R D D R R N D Y M R Z W P N O J I O P C
O P N Y N J P E Q F D E U N I A P T S E H C C X
I O A I D R A C Y K C A T R A L U C I R T N E V
S T X M L S I S E R O H P A I D L K A I X Z P Z
N E R A L U G E R R I B A N N Z I J A I U N C P
E N W Y D N N Q E S Y F Z G V E Q P Y Q E S J S
T S A K L I I K A D A O A E D A G W F I T V B R
R I B N N S A F D Y V S V I B Y T Y Z U A T S G
E O I V O M L J L K D U Y I N B Z U X J C D I Q
P N M T E U R B G D K T U N D T B B R O K E N S
Y L S C T F L H C A P E Z I C K I S Z S Y O O S
H J A T L J M H L J X Z Y J O O F N M N P X I E
A P E K V T T S B I F V N C A P P H G O N Y T N
H R A T W K O T Z J X Z M Q Z B T E K W E G A Y
H X V B I F A U E T R Y N P V Y N G U E Z E L Z
Q D N L N V I O I E V M K U H T T I Y A A N U Z
K A S A I V A K Y I J P P R E B A D P K A A M I
B D Z J H G K C C O N F U S I O N C S N K T I D
W I O X V A G A L M A N E U V E R S H E G E T J
L F Y R X W H L T R E A T M E N T O N S R D S H
R X T F K M C B F A T Q L J Q E M M V S A D J W
```

A FLUTTER	AFIB	BLACKOUTS	CHEST PAIN
CONFUSION	DEOXYGENATED	DIAPHORESIS	DIZZYNESS
FAINTING	HYPERTENSION	HYPOTENSION	IRREGULAR
OXYGENATED	PAC	PACEMAKER	PSVT
RHYTHMS	SHORTNESS OF BREATH	SINUS	STIMULATION
SVT	SYNCOPE	TACKY	TRANSCUTANEOUS PACING
TREATMENT	V FIB	V TACH	VAGAL MANEUVERS
VENTRICULAR TACKYCARDIA	WEAKNESS		

BURNS

U L J C A W E J F J E N D E S Q U A M A T I O N

B R U M R F D P O M H F M F G R A I S T K X T A

F D I F W O H E M N A W T Y U S N J Q U F Q U A

K O P X F N S C B K N C D Q L T T M L F H T D T

D K V H N A E S M R Y Y C F E O E J L T O O L B

N N V Y W L B B C Z I Z A R E S S G M C Y H N Q

A R I P W G I D A O H D V C C O L F O M Y Y O J

Y G J E E C I B F A N E E H T P I N X H J D I D

T D I R O U Y P P M N T A M S W T M W T J R T X

Y D D K F B M O U T N R A I E A D A K V D O A G

K M H A H C Z N I F O O S M M N M K F F Z T R E

M T F L C T I O J T G Y C I I Z T V H U S H T R

I R Z E N X N U O E L U N M Q N O P V A C E N F

I O V M A S G M U O R A H C D M A Q W S L R E P

M Y O I L Z I Y T L T Q H I B K C T J H I A C X

I E I A B E Z U I I Z N M J W Z D E I G E P N S

B X F U S R A N O V B B C Z N Z P J H O T Y O A

R K F L Y L G N G G I M P Q C S Y E L A N M C C

H R E S U S C I T A T I O N Y G R H Q P O M O T

C I R C U M F E R E N T I A L A L S E T L Y M E

R T N L P C H H Y P O K A L E M I A D E S I E A

W K C I K R I T B C X B K P B T Y Z Q O F X H M

L E R I Y U L W K Z K R Y X W P W X Q R W C B U

R T P Q Z P T X F F B D E I O B B H I L H K G R

Auto contamination

Autolysis

Blanch

Circumferential

Cross contamination

Curling's ulcer

Debridement

Desquamation

Escharotomies

Hemoconcentration

Hydrotherapy

Hyperkalemia

Hypokalemia

Interventions

Resuscitation

CARDIAC CONDUCTION SYSTEM

I V X Y Q S A S I N O A T R I A L P N Z H S L C
Z K Y T I P X V S G B A V J E A N D D C D D C V
W Z T C D R V D C W C J U O W E G I B Z L X J Z
K U A J I B N H R O A R O T T C R L I V A L L B
D Z U T X M Q E A D N U H N O V Z R Q I A N A U
B K X B R S G R G Q T D Y A J M F R I I C M J A
F M Q S D I Q L F Y L W U E M C A J L Y T R A N
N E I M V U O C S V X T H C A J Q T S F W B E W
S V A G L S A V H D H O H H T V D S I D Y G E I
X I I B V H Y J E V O A C Y C I K N N C A T X X
W T Q C R X C J X N Z Q Y H C G V A L T I G X C
N I G E Z M W F C E T I J Y I B Q I I E S T C Z
A S O J R N W Y I X S R N G R T B V T Y V Q Y J
T O P A E S E W T N J L I H X P E J E Y K A Z Q
X P F Y L Y I U A H E M U C Q A I P Z K X Y W I
B F Z L N U V Z B H I J W P U B G M V N W Q U A
K Q E A I L K Q I U Y N E D M L Y N D E G S X D
R C C C V M J N L X U S C S X I A Y T D I G N V
O Y Z T S R Z F I I K F D M O R F R E G U F C N
D Y M H Y X T R T M H E P S B T R A E H D K V X
M Y I J D U F S Y S Z Y T I L I T C A R T N O C
T H D E P O L A R I Z A T I O N Q E Y H S E X Z
I M B A L A N C E S P V M H P J Q L T U P Z J B
T D M E U Q J E C T V Z Z E Q Y M Z I K Z C Y Y

ATRIOVENTRICULAR
AUTOMATICITY
CELLS
CONDUCTIVITY
CONTRACTILITY
DEPOLARIZATION
EXCITABILITY
HEART
IMBALANCES
IMPULSE
NEGATIVE
OXYGEN
POSITIVE
SINOATRIAL
WAVE

CARDIOVASCULAR MEDICATIONS

```
D O X A Z O S I N I T R O S T A T V V J V I Y N
N W V F D D O T F Z R O S S E R P O L N N X F N
L H Z G C X U N T X T R A N S D E R M N I T R O
C L S H C K N C Z P W F A I S B L I P I T O R M
H Q R Z C R H D L H M M A Y G O O C W P E D L M
M U Y I C F Y I H Y F U R O S E M I D E E C U I
E E E H C O R M I N Z L R T C F T Y D K H I C X
Z N N Q A P M O L E C K A D R R K N D E C W J D
A X I O O G J E X T R Z G Q P X V A N L C I M V
I F S T R B M N I O W W T Z V V O O A B S T P N
T O A Z R E V U I P E Z O H C S R C X K A U T I
L C T Q N O C M X A Q L P O Q E N K B J V A G T
I I W A B W P A B C N H R J D I M T G C R Q L R
D Y G B Y A K A P U X D I O T M Y P V E O X B O
B I W M V J X J R T A M I A W Y A M X O N A M G
L B O S L P G A M R A M T W L P H E I T A M K L
L H A U Y S J H O O A S I N F E K Z E G W L V Y
J N F H V R T N P R A D Z U P H S I P G D O F C
O P K Y X O E A Q V F N E J C N E D I U J D P E
A R U D R A C C R Q L F M Y K A K R L A S I X R
T D N Q J P O O L H G T G M Y P U A Z J K P K I
S C W E O C T F P B C H I I W C M C E Y K I W N
M P O E T A R T R A T L O L O R P O T E M N I Z
J M H Y D R O C H L O R O T H I A Z I D E E G R
```

Amioderone HCL
Amlodipine
Atorvastatin Calcium
Capoten
Cardizem
Cardura
Catopril
Cordarone
Diltiazem HCL
Doxazosin
Furosemide
HCTZ
Hydrochlorothiazide
Lasix
Lipitor
Lopressor
Metoprolol Tartrate
Nitro Par
Nitroglycerin
Nitrostat
Norvasc
Pacerone
TransdermNitro

DIABETIC MEDICATIONS

```
Y O I E N O Z A T I L G O I P I A R O D V O A X
F R N G P L C F G P H A N H C C V M L U U K Z Z
B P S G B K N Z P W H O J I T N R X W Y Z H F Y
O G U R S Y P S L Y V K A O W C X C I G S P B H
O E L U X L C A B O X C S T E T X Q Q N T Y G B
L D I A M J N E L A A J J P O A P V C R J B L V
C I N F T T Y I U R B B E K F P Y Y C F Q Q U G
B R R V U E N G B U S T Q D S C R R D H B U C O
Z U E S R N B O M N F G A I I V M N B P O W A R
L B G H P R S A P R L F N G O Z S Z Y Y P R G Z
Q Y U W U E E W I U V S G B O M I I U V V M E Q
F L L T Q M P D C D U L Y R A M A P G Z L Q N K
V G A I P D A O Y L N P C K T D O U I Z N D U R
L R R G I X P L I T Y Z N C S N G C I L C N E E
O I Z S L H X N O I N S U L I N G L A R G I N E
R W P N A J A Q B G O R P S I L N I L U S N I Z
T V Z G O S P N H W E C J S R Y T M M W X L X I
O O E Y P I R K V B R J B V E L P N P A W T Z Z
C E N A H P O S I N I L U S N I K K K Q Y J U U
U Z R L G L U C A G O N Z K U L R P R E C O S E
L T E O S N C Y C G L I M E P I R I D E X M Z T
G Y D E C Q X U F R N I L U M U H H Y E N A A F
H H U M U L I N N L L C H N I M R O F T E M P R
H J W L S E O T T T W N O V O L O G N Q Z V Q V
```

Acarbose	Actos	Amaryl	Diabeta
Glimepiride	Glipizide	GlucaGen	Glucagon
Glucophage	Glucotrol	Glyburide	Humalog
Humulin N	Humulin R	Insulin Aspart	Insulin Glargine
Insulin Isophane	Insulin Lispro	Insulin Regular	Lantus
Metformin HCL	Novolin N	Novolog	Pioglitazone
Precose			

ELECTROCARDIOGRAPHY

```
P D N O I T C E L F E D E V I T I S O P C E S P
R X N G J P G T J G S D A E L R A Y Q I N U T O
S B P N O I T C E L F E D E V I T A G E N Y S H
E E O E Y H O O X E L Z F D L Z K Z F A X E E F
G L S J Q J E V A W U O H I Q P E W M O F C G C
M F S B T R Y H U B E H I E J L S A G B E A M S
E L R B A A A I D R A C Y D A R B P G F Z I E C
N T B D E X W O X X B H S W T F S M E B K P N D
T B B J V H A P E C U R S M E N H R B E K Q T Z
J S M Y A I G L P Y T G I S O E L E C T R I C N
T O I Q W E P S I M S I Q P L D R Y Y T A X X R
C M E V T M W B F W N C I U M A M P L A A R D O
I C N O O V T Y L E G O A I D R A C Y H C A T P
I Q Y C U K X U N F L A V R E T N I R P R Q T D
E K S E L E C T R O C A R D I O G R A M Q R B S
U R T C A F I T R A L A V R E T N I T Q Q S T E
Q E K G C A L I P E R A S D R V Q Y X K N D B T
F B C N X Z F P S P I T M Q X M K C B R S U W Z
N G H I L M F X K Y S I X A C A I D R A C R B M
F H Q Q G F N E N H V X A B F K Z I T M A A K L
A W X N Q Z V X Z V Q A J A R U N J Y N A T Y S
L T G O K A F V I U T Y E E C K E J F W I I O V
U X F J W T J U V A J P A O I H Z Z U N T O U Q
G E M P O R F E I B B Q O G E N O P V X L N B X
```

QRS COMPLEX
NEGATIVE DEFLECTION
CARDIAC AXIS
QRS DURATION
TACHYCARDIA

PR INTERVAL
LEADS
BRADYCARDIA
QT INTERVAL ARTIFACT
U WAVE

POSITIVE DEFLECTION
ELECTROCARDIOGRAM
ISOELECTRIC
ST SEGMENT

P WAVE
EKG CALIPER
PR SEGMENT
T WAVE

GASTROINTESTINAL MEDICATIONS I

U Z A P S A N A U J Z A H L V L V R C H I X D L
X Y E P E N I N O B V C Y L E T A R D L A G A M
N Z L G F E A D I C Q N E N I Z I L C E M H M S
G G A G M Z E Z I A U F L O J D R C M M Y P O V
I C L G L U F V P C E L X Q C D V J V Q H D K U
M A U K L L K I O Y Y W U G T Q O B B E N L B W
O L M B C X V J C Q K C V V T H D O N Z K X U M
D C I O H K J S M U T X L F U E C E R E P P F E
I I N Z E R Z E K T M B S O S K G W N P U O M T
U U U O D M T Z G B H N H O M R B I R M M D T O
M M M G I Z V Q H S L A R S A I Z L L L F O D C
L C H J M E V M L V Y T M N X A N M D P I X C L
S A Y Y A P V A B F S N F P R Y I E O Q W V U O
M R D W R F C L A A S Y E E H K V R H V D W E P
Q B R K P E I Y G Q N O P J L O T Z M C L W C R
J O O Y O I V V U R Y R C T P E J X M V L P V A
H N X K L Q Q I E E O V D I M N P E G P A I H M
S A I I Z V J G T L J Q O Z J Y H P L Z O J J I
G T D U A R L B H N G R E N I M A Y C S O Y H D
Q E E T B A E C I H A V U J T H W L J T V T L E
N E G A N N O W Q B Q X E R I O P A N X X J E H
S N E W T R R U Y Y Z A F T I P F D A U C D R C
V D L Y P U S E C E U E N I Z A H T E M O R P L
R A L R A S L G H H G U D A H R V S J I Q O B O

Aluminum hydroxide gel
Amphojel
Anaspaz
Antivery
Bentyl
Bonine
Calcium carbonate
Compro
Dicyclomine HCL
Gastrosed
Hyoscyamine
Imodium
Lopramide HCL
Magaldrate
Meclizine
Metoclopramide HCL
Metrop
Phenegran
Prochlorperazine
Promethazine
Reglan
Riopan
Tums

GASTROINTESTINAL MEDICATIONS II

E I J H D I P J H F V J X Z K F N Q Z E B L D G
S V U G G N Q T F V U D C I M E T I D I N E D T
O T H M J E Z D O D I N Q H K Z T Q R H R D O U
M V Y J T V F J W C S X U S X R H Z R W U C Z A
E Q R R C A T N A Z R K E N U L O S E Y V L U B
R W C M W S M V D A M W W H K U Y O E Z F C O A
P J I E H M E U N I J M T P P O I F J R O R M D
R B Y B N R M I V T C R D P R I L O S E C W E P
A B X C P I T E R U X P C V Z D C D Z E P C P H
X V T A N I D I E N B O E N J E L A M G M L R I
O E K W D G T I Z L Y R E P Q O O Y M R Y S A C
L B K I Y Q Z L T N O X N O B A T G M F W C Z W
E Q N P X L M M K O I Z R A R T S R A H O X O J
M E Y L F Z I I R U M L A Y K W O A P Z X O L E
A F B V Y H S Z M F A A T R A K R I V L B Q E H
G P I O I S B Z O C Y G F Z P V P V D L M E O F
N F C F K W Z R T M U I R P M O O C I S F B N F
E J Y V K P W U P B I U R R K E S U M O I P S Z
S X T X R C L M G A M V B V B J I N Q H O J W Q
I R O L I O J F O E A R T F F J M E A M W Y K O
U C T T S B K Y E L O Z A R P E B A R I D B I W
M K E E L E T E M A G A T M W D D X T E T W P K
X C C L C V F O Z T D U I K E P J S U Y H L W M
V S I M E T H I C O N E N N I N Q W V Z J R O M

Enulose	Lactulose	Zantac	Ranitidine
AcipHex	Rabeprazole	Cytotec	Misoprostol
Prevacid	lansoprazole	Pepcid	Famotidine
Tagamet	Cimetidine	Prilosec	Omeprazole
Nexium	Esomerpraxole magnesium	Simethicone	

GENITOURINARY / GASTROINTESTINAL MEDICATIONS

```
F H L R T Q D V R A C S O R P K K Z R I V W A F
U J C T M U X N N M I L I F A L A D A T N S T D
O Z H S Z I A I X J C E V F A M U D H S O P E M
W I N A J G M T C E D E S J T I R Y Q C H O S R
Q R I R Y F O R J P S U T A U Z C X V K J M T U
N D S G V P L O F M Z A Q U E W R E F W J C O W
G P O A A P F F J H V H P M A R Q K P C J Y S W
Y T L I K I N U A G H X E I L R C U P O V S T W
G U U V N A D R J L M A A O L Q U N D N R T E V
Y S S Y F U R A D A N T I N O E O X A T E P R A
C F M C R B G N O D K I H P R F R X A P O N O R
M H A P Y Z D T I Z O W B M T P T C I K Q K N D
I U T D L B Z O Z H H K F F E T H T N U B R E E
T T I I E C C I Z P I R O D D X T O H A Y L I N
M D P D V T I N M A C R O D A N T I N L P E N A
E M A K I C R A M E A G C U I A O H U G P V H F
S G M I Y R B H L N I N Y T U B Y X O K P I I I
A S N D E X Y M Y I S Y F M F L O R T E D T B L
K X E B E A Q P F B S H E X P S J B H Y F R I L
O O M O C I K Z N A P O R T I D D C L G P A T U
I H E T A R T R A T E N I D O R E T L O T V O O
V P H E N A Z O P Y R I D I N E Y Q N W N B R N
Q L V G G B U S S C P M P U B M A C R O B I D D
J S I L D E N A F I L C I T R A T E U T D C G D
```

Cialis	Detrol	Detrol LA	Ditropan
Flomax	Furadantin	Levitra	Macrobid
Macrodantin	Nitrofurantoin	Oxybutynin	Pancrease
Pancrelipase	Phenazopyridine	Propecia	Proscar
Pyridium	Sildenafil citrate	Tadalafil	Tamsulosin HCL
Testosterone inhibitor	Tolterodine tartrate	Vardenafil	Viagra
Viokase			

LOOP DIURETICS & THIAZIDE & THIAZIDE LIKE DIURETICS

Z B E Y I U B R C V R R T B M Y K B U V P C J E

K E H D F N F M Z H T D H R F T C A M M D E V E

S N G J I W D U U V L A D N A H E E M M E D A D

Z D P Z S Z S A B U S U D I L D T D P K M C L U

V R D D K T A O P G X I W O U O X C A N A X R F

R O L A S I X I Z A C Z R D L R I H F Y D G J M

C F M U T A R M H O M O H A O P I K J X E S J E

K L U E A O M V E T T I Z T H Q G L R Q X C G Z

J U F Z N C O D J H O O D E H B J L O L O D A N

I M F O N O E S I T N R O E R C Y I Q A K G H C

M E P H T C D A N E W T O R S E M I D E R C E I

J T O U R E Z I K U P C J L L V E O E N S W T O

O H W I S I E C L U T D H K H D L U B N F I H Y

P I N M D X S P X A M I H A I C F I U E X Z A I

C A Y E Z H L F N U H G Q Z K B O J H Y C Y C Q

V Z P V V I S U B I K T O T Y E G R V K R W R R

E I Y Z Y Z E A A Q U R R I S U G N D Z O I Y W

P D K T N Q X L S T C S F O X Q A D N Y Q H N J

J E Z W O E K E S I X I R H L R J X I R H W I H

B E E H J J U E M C M P Y E O H I D T I W I C E

A M I Q S B V H Q U W A U I S X C E H A R K M I

Y I Q I Y Z X D G I B E D I N A T E M U B F K F

E D I M E S O R U F N R X C C G L T A W U S R A

L M E T H Y C L O T H I A Z I D E L I D G H A M

Bendroflumethiazide
Bumetanide
Bumex
Chlorothiazide
Chlorthalidone
Demadex
Diuril
Edecrin
Ethacrynic
Furosemide
Hydrochlorothiazide
Indapamide
Lasix
Methyclothiazide
Metolazone
Microzide
Nadolol
Torsemide

MINERALS & WOMENS HEALTH

1 R J R P W P Z X T R T D D 1 9 W Y E R B I H M
H G W U 1 W I U N A T A T S O E F A S C H A Z E
B C D Z S L G P X I F V O P C B F N T 1 2 H M D
M B T T B D D S A E M Y I G X Y O U R 2 Y W U I
C E G A W B O E M U E A F T P R E M A R I N I R
U M N D P D T I T L D S L 2 A V 9 L D Y W W S A
9 2 D O U L R F V A O I D A C M N 2 E F W D S H
L F H D R O O I F U G A C Z B L I J R O Z 1 A C
I C M F N E T I E E X U Z A B O I N M E 9 S T C
1 U H R E A T N D F M M J O C T C M B F B 2 O A
1 G 9 E M R I S I A A P X N R I R O A 1 9 9 P S
V D X I N S R P E P R H A I O U L Y N R 2 W G Y
H L N I Z O P O V G A T O T X C S O A A A 2 R L
G B D W T C X D U P O G S E C U N H F H Y I E O
9 1 X P B W O O M S Y R R E V H U E 2 U T C F P
N A R C A N 1 I L V F E P A G H Y I G S N E O N
T I C E L R R E F A F U B Y B 1 B Y V O G 2 N O
P B 2 E T L X F V I N P M P X N E L B O R 1 E R
R R H V L E I U N P E M Z A S O H F H B A T V I
O B P N O 9 B D A J A B E F R X R C W A R F S 1
V A E I S 2 I S R L 9 9 T P N A F D B O O F J E
E Y Z 1 O A R E V O R P O P E D T E E R L R F M
R A C Z E V M X I F Y L 9 F W J V E 9 M A S W W
A Z R C F B B L G I I 9 V G V A X B O O J M C 2

Alora
Climara
Cyanocobalamin
Depo Provera
Estraderm
Estradiol Patch
Estrogen Conjugated
Femiron
Fempatch
Feosol
Feostat
Ferrlecit
Ferrous fumarate
Folic Acid
Iron Polysaccharide
Medroxyprogesterone
Naloxone HCL
Narcan
Niferex
Potassium
Premarin
Provera
SFGC
Slow FE
Venofer
Vitamin B12
Vitamin B9
Yaz

NUEROLOGICAL & MUSCULOSKELATAL

O V T X G S C P V C X D L T J J G Z W I C O E D

C L D E F F B H R Y H G Z O Z O H Z W P B T M F

Y O T E M E N I S W R M D P R D I F I B F F K R

I M P K Z W G U S U U D H Z M P F E I X M U G P

M A E M N H A M P H E T A M I N E S U L F A T E

D B E T E N I P O R T Z N E B L L A R E D D A A

Q R N Q A P H U Q F S Q R I P U S Y P Z Y O Y M

H A I E L X R F E C E F G F X W N H Z Y T C O E

A C L V W C A P D U K Q W M O A S A H G A V Z T

H O I T A F O L R S M Q H A N A L U B R H K E H

O H G N U W Q N O Y V D U A G N O E B E P E N Y

Z T E K P V T Q C N I S H A C E M I K Y E L I L

Y E L Z U C G Z W E E E R J C F D V L S O D R P

G M E H O N A T P I R T I M L O Z S C W D E P H

K O S Q G M K B F F J T T M P L L S U K K P A E

M R V T Q J I W V O L L A A I C R I K K H R Z N

U X B G Y S N G K I Q X L L F A H N R P L Y N I

Q I D S J K F S O T V E I W F B G I L E N L E D

O X K I V K W R X B V F N U G K K T S C X U B A

Y X G H N P E N L O O O D E T S K N F X Z E O T

F F E Q T S B X D O D C T Y O Z B E F E X V L E

L O G G A P R O S W N S H Y A I Q G L E M E C F

I A H L P V P W R O B A X I N C R O Q C H G Y N

W T R E C A F X Z W W V Z L D C Z C X P T J C Y

Adderall	Amphetamine sulfate	Baclofen	Benztropine
Carbidopa levodopa	Cogentin	Concerta	Cyclobenzaprine
Eldepryl	Flexeril	Lioresal	Metaxalone
Methocarbamol	Methylphenidate	Ritalin	Robaxin
Selegiline	Sinemet	Skelaxin	Zolmitriptan
Zomig			

OPHTHALMICS

A Y T M E N I P O R T A O T P O S I Y S N U Q R
Y I Q L D F H R O T F P H O Q P R E A E A U N E
U D B L G P D L G Z T P O S U R T L S N T W K D
B O A O E X Y D V Z A Q K S P X T A M I A L K I
R R F L N K N D P J E T X H O F C K Y P V L A R
W Z M O T K W A C L T E D G C C R A O O A T T O
L O P M A R O Y G C A E B K I H O R Z R R I N L
G L I I M A O S I A R D R I T I M P C T T M E C
M A L T I J C N L F T Q C O P Z O I Q A M O G O
T M O E C A E I D Z R E A L O B L N G S P L N R
A I P D I T U D G H A B B O N P Y E P M N O O D
K D I I N R Y I D O T R S L E S N Y I I A L I Y
B E N M S O Z C G T E Y Z O G P N U L N G L T H
E H E A U P D A F R Z I X N J I A T O I A D U E
T C H L L I Y T G A I P S U H L R P C M H U L N
A L S O F N K N G V D I R B N B V R A R P C O I
U O G Z A E B E A O I L L O S I P O R T L A S P
B P H R T S F G R P X O W V I P X A L O A T L R
K T T O E U W B A R O S N E Z B K Z O M S I O A
S I V D J L V H M O M T T L W L W E C P R Y M C
P C T B S F R H Y S I A T N X W K U D E C M I O
I R Y W L A Q J C T R T R U X H Q O S E A U T L
J O F I Q T M R I I B X T J R Y V O M N K N E I
K M V I O E A Q N C I T P O M I T P Y W C M B P

AK Beta	Akarpine	Alphagan P	Altropisol
Atropine sulfate	Betagan	Betimol Solution	Brim oxidize tartrate
Cosopt	Cromolyn NA	Dorzolamide HCL	Dorzolamide timolol
Garamycin	Genoptic	Gentacidin	Gentak
Gentamicin sulfate	Isopto Atropine	Levobunolol	Minims Atropine
Opticrom	Pilocar	Pilocarpine hydrocloride	Pilopine HS
Pilostat	Timolol	Timoptic	Travatan
Travoprost	Trusopt		

RESPIRATORY MEDICATIONS

G L S E W B T Z E N N I S E N E F I A U G R S Y

I V T I H N S G G N N H J S S I B O C Z P T H T

P E S D S G A G Z E I L L V S A L M E T E R O L

R B H T W R K Y T T P S A S G O A Q R E N X I R

A K W H L L U V J A N V S T V Z T F L P J B L J

T I L N M X L L P F V N W U U K B G T Q W E S F

R A L B U T E R O L I P R A T R O P I U M I N H

O F Y J S M T F P U D T T U P Y N A Z V Z X P Z

P M D V E U N K T S A V B N D N M H F I K P R V

I U A S R V O A S L B F N J E O O F E H Y L O C

U I I C E R M V I A K W H P F V E N I T F E V Y

M D N D V G M J N R T D Z K G Y I H E V D R E U

B O R T E C L Y G E Y D G R Q L A B T E A C N B

R S C N N B V B U T T E E R L N Z E M L T G T D

O N T E T T U P L U H K L Y N G Z P L O H P I F

M Y A V N D E G A B W K H Q P R O A I R C Z L A

I L H O V H F N I L N P T E T A T A N O Z N E B

D O I R D O O B R A O Q I U Z P E X E N I C U M

E M S T A L E M A E K U H R O B I T U S S I N A

C O M A A X Y G H U L U N Q V G T D P W C S M L

Y R E S O G W T M O C L A S A N U Q R E D I G V

D C S X S R X D E D S H W I V Y S P I R I V A L

Q E E V B A K H X Y W F G M U I P O R T O I T M

T P T O G I G Z W H W Y I A E W G C C L L M U G

Albuteral sulfate	Albuterol Ipratropium inh	Atrovent	Benzonatate
Combivent	Cromolyn sodium	Guaifenesin	HFA
Ipratropium Bromide	Montelukast	Mucinex	Mytussin
NasalCom	ProAir	Proventil	Robitussin
Salmeterol	Serevent	Singulair	Spiriva
Tessalon	Theo Dur	Theophylline	Tiotropium

NURSING

Word Search Puzzle for student nurses

Volume 1

Issue

Answer key

ANGINA & MYOCARDIAL INFARCTION MEDICATIONS

N E J T D W P F S U Z X E Q X O V U X E P B Y T
I A T D M I H K P X S A D Z G I N B X R E T O P
F P H A J G C Z L U L O S J W F O G Q J T X N Y
E K G M R S O Z H O U D E B W X M D C Q A A I M
D P A O T T A P L K U E L I D I R P E B R H R O
I C R V D V I O P Y F E K H P K A R C I T K E V
P H G O N L N N Z O I V C S L F D L V U I Y C B
I X F C T A I Q I X F T N G D Y V D A C N P Y E
N E Z T R L J X T D Q T L V L V M K C T O G L J
E A G P Y O C S N K E O G V K E A K C V N I G J
N B O E Q L K W Z K L D A G T N B Q Q E O T O K
V R A V I O L C V O T M I O F V A R U R M C R N
P Z E Y Z M Q O N H S R P B A A C J F A E K T H
H M B U O I S E L B X R A N R B F Y W P D I I W
T E L J B T T H H O O W J Z T O S E F A I S N T
M U I P G A H S N L T C B T C V S E V M B T O H
W E G M V B Z Y O A B U T L H B F O Q I R G L L
E W Z Z Z R B L C D D C B C M B B D S L O A T E
A M L O D I P I N E N O B E N T E I E I S W C B
S C M E Z A I T L I D Q L X C T R U L X O A B E
L L L F V F V P C C T H G O W A L B L K S H N J
K M B F Q U W W B S W T C H L J Y L G P I G V X
G O J B D I Y T H Q A O M A G R J M S N C Q U O
S U Q X W X A Y Z X J V N Q S G N R M K O O Z J

Acebutolol	Amlodipine	Atenolol	Bepridil
Diltiazem	Isosorbide dinitrate	Isosorbide mononitrate	Metoprolol
Nadolol	Nifedipine	Nitroglycerin	Propranolol
Timolol	Verapamil		

ANTICONVULSANT MEDICATION I

O L Z G U E W N F J N I T N E P A B A G P K J N
I B X D B N Z M A Q O S X A N Z O R T E U Q E E
G Y S L Y I B F C F B F M I L C Z A K Q H K W U
K M L G T G S O V A Z D A Z U B W W L O Z F G R
Y S U R W I A W K T R B E D G F W N H B H Y Z O
P W S I A R X W M O Z B B P S G R R V D N P R N
R V I G D T Z I H M G J A C A G C N X W W H F T
G P A A E O C W V S T Z B M Q K I B F M R E U I
K K H Z Q M S K D Z J R R Y A T O V T E H N F N
H P K N Y A A X R F S Y Y R N Z T T L B M O L Z
E T B R E L E Z E U W J J A I I E O E A U B A S
V R O H V B U P P O E L L T W M T P G E Q A N G
T B V J Q T E Q C Z R I N O T E H K I S R R I A
V S I G J U Y X P O D P O G R U U Y Z N H B M B
P H E N Y T O I N G B V L G Z O R V G R E I U O
Z E T O K A P E D E S B E A S M H H E U E T L R
J N J L Z J X B W S A T J U V S W D H R K A E O
J P R E G A B A L I N W L N K I C Q W T G L R N
J A C I R Y L Q K Q J K Q L H T D I A X R G E E
Q D N P C A R B A T R O L E O Z V P C Y C Y R T
E Y M O A K W W B G B G H P B T B E B P X Z A Z
W L O T E R G E T J Y W W I W Q I E K P O V U D
B D W C N L A M I C T A L G D U T P S D Q M O P
J D U N U G L V G Z Y C W G G R E L E G W C R Y

Carbamazepine	Carbatrol	Depakote	Depakote ER
Dilantin	Divalproex Sodium	Epitol	Equetro
Gabapentin	Gaborone	Lamictal	Lamotrigine
Luminal	Lyrica	Neurontin	Phenobarbital
Phenytoin	Pregabalin	Tegretol	Tegretol ER

ANTICONVULSIVE MEDICATIONS II

O X Y C A R B A Z E P I N E D I J
O Q K B I V Q M T D W C P F X T X
T T R Y T Y J M W E O R N W Y T X
J G V S D O C H I M E I N M L T D
M D H Z H S P A H G M X O F N O D
L O E G S I C I A W K A C M X P M
H L U R V I X B R B E O A N C I V
N Z T X R X A A I A P L P I B R Z
P Q U Y C L I E M B M Z E B O A F
Z D L U I Z H V T A H A D A W G P
C Y A N Q V G E A A P W T J Z E B
L Z O K M M H D F J O O T E S N A
T J W X A X R W Q L W R T S Y K F
N P S F C A Z W Q Z H W P E O I A
T R I L E P T A L G U T C L S A L
J W K U P Z Z R H E O S C I A E E
S H T Z U Z I V C G I G P D Q V G

Depacon
Lyrica
Oxycarbazepine
Pregabalin
Topamax
Topiragen
Topiramate
Trileptal
Valproate

ANTI-INFECTIVES MEDICATIONS I

```
M C J R O P E N I C I L L I N K H A D L E J N E
N U A Q E F G E N T A M Y C I N S M X P O K I O
I N D G E L G B I U K Q B G Y O A P U X V Z L K
X A G N I C Y M O R H T I R A L C I S Y B A L S
E P A F R Q P G K H A G A E K G M C O R N N I I
L P R Q V O B M A N A M P W D S J I W B I A C R
A E A C F N D G T L O P I A L O J L N F C C Y C
H L M E E L N I X O F E M K R G L L I V Y U W K
P O Y F T F I B N L L L C Q A T S I E M M L Q E
E Z C O B A C T R I M J S B Z N P N Q H A F I F
C A I X E X T B C B Q Y X O I R O E B T R I C L
P N N I V O V I U O C Z F K A L E Q S O B D E E
F O B T M M W C A M O X I C I L L I N B O E F X
G C E I M R B I S N I X A I B W T C B R T H O P
M U N N Q E D L H X A M I K I N D J P E Y I T P
C L Y E Q P D L U L W R X J H W S D X X Q I A Q
H F E X P S E I W G A N W Q F G X B G H D G X I
N R W R H I D N B I A X I N X R C B B Y N G I O
M F P K T D N V W R D I T O R A L V Y J V D M F
U L F I M A T M O X A T A G L Y G A L F E R E V
F E A Y P T K F O A Y T N Y S S K Y X R N F U D
I O S R V I A G B O E L O Z A D I N O R T E M Z
J L O S E L T A M I V I R P H O S P H A T E F U
B W W O C Y I G Q A B G K Q X G L T C O T Y M E
```

Amikan	Amikin	Amoxicillin	Ampicillin
Bactrim	Biaxin	Biaxin XR	Bicillin
Cefotaxime	Cefoxitin	Cephalexin	Claforan
Clarithromycin	Diflucan	DisperMox	Flagyl
Flagyl ER	Fluconazole	Garamycin	Gentamycin
Keflex	Larotid	Mefoxin	Metronidazole
Moxatag	Omnipen	Oseltamivir phosphate	Penicillin
Septra	Tamiflu	Tobramycin	Tobrex
Wycillin			

ANTI-INFECTIVES II

U H Y N L O V G V P D J U E H E Q I H A H W W F
W X M N R J K R K D K Z R X Y L G Q W M I U C S
J Y H I I A M K N V L Y S I F Z U O V G G D B P
F B K R M C F O E B T Y R Y I X B A T Y R D M A
S R B T G I O Z I H Y C Y T W K H C P Y B F N F
W D Y V E M P R R J Y B H E Z H W W F T Q S Q W
W F C Y B H L O H G Y R N A W I G F I O Z U L A
F P E N Q F M E B T O V J A L X N M I P I H K R
F J N W O Y P H V M Y B A X U I O X J L I F H K
P U Y I C R N F A A I R N F C U W E R G N C C H
F W H I C M P X N W Q H E Y Z V T V I E T T S H
E D N E H A N I B F Y U M P D B Q R W G P Q E T
X Q K T K E X K C B C O I P J P E U W G Y F H Y
L P I R X P Q O O B R Y A N T C B L E K D L U X
N G M Z N K R L L H J F P L V C O V G K X R J C
X G K E Z V L K T F P E P Z K R D R K B R M G E
P X T H Q C R I M J A Q F T K P X S K G E X A H
K R Y E A F Z L I N K V W M B M N C Y W Z M E E
F N G C V A C Z B W K W E Q Z S M J Q E P X C S
I V A S K G K V A Y N A Q L V A N C O M Y C I N
J B X I V Q J F G G G X P M P Q L F S B B U R I
S I C J E V C X Y S F S T F J A J X V Y W V S O
G T X K R J N E B Y U V A N C O C I N L O I M G
O C I P R O F L O X A C I N V Q E S X R V E S L

Azithromycin	Cipro	Ciprofloxacin	Dry tab
Erythrocin	Erythromycin	Levafloxacin	Levaquin
Vancocin	Vancomycin	Zithromax	

ANTINEOPLASTIC, ALLERGY & ASTHMA ANALGESICS

H X J R S B D N B B H M B R Y D J V X N C W N A
P L U L H H B G E Q E Y J O Y I T E Q P F E P E
R I C W L G A E C S M C M F E N N Q X T H M P J
O Q L D Y K E Z O Q R Y L N O I L X S P V V V I
M U V L I N T C N Z Q D U O H K Q X E P X I R R
A I M L J L J B A Z L Y P P M P X C F T V C F C
R P L A V E A I S X B T R A I E A E X D Y O X K
U R C R C J N U E I I O S C Q A T C R V O D Q G
D I H E W B S D D E M I K E Y N C H C B S I G S
H N E V B W O M U I E Z A T G I G E A D E N G M
Y D N E I R P R P C D U S A Z T V T R S Z L F K
D O I F X R K W N H E G X M N N X A T Q O J E Z
R I Z F O I A A O L B T V I E O B X V A C N N C
O M I G C O D E I N E R I N F C E E L T O S E C
M X R O E Z M V N B P M W O I S C R P L H E T R
O Y I R L S S Q A G F C Y P X M L T Z X P W Y W
R O T M E J S T V U J L G H O E O O N M K J L U
P S R F C L R M M A L Y E E M P V H A X J G E P
H I E H J O I O Z A R M S N A S E T U Y E O N A
O O C J L R R B X Z T P T V T G N E R N L Z O P
N M U C B P V E U S T F I X F N T M E U C C L A
E D V T H K R X Q T S N C F Y M H B D Q Z D M N
E X F J C T T F W K Z H N G F J S V A F M C K E
R U H E T A R T R A T I B N O D O C O R D Y H G

Acephen	Acetaminophen	Avinza	Beclomethasone
Beclovent	Beconase	Celebrex	Celecoxib
Certirizine HCL	Codeine	Dilaudid	Duramorph
Enducet	Feverall	Genapap	Genebs
Hydrocodon bitartrate	Hydromorphone	Imfumorph	Liquiprin
Lortab	Methotrexate	Morphine	MS Contin
Qvar	Tamoxifen	Trexall	Tylenol
Vicodin	Wygestic		

ANTIPLATELET, ANTICOAGULANTS, & THROMBOLYTIC MEDICATIONS

C E P F Q X V N L M I O V E I Z N Z D Z N W Y E

L R E H J J A N T O V E N Z J C I S V H A H J X

O G X I A P L I U Y F T R Y A J R M P S D E O B

P K K W O D N K K O E S S L X Y I X A Z C O N W

I X Q Y A Q H B B R B F R E E Z P M U M P X I R

D I P Z X B J L I V D P U V D W S C U Z G O R I

O V G U Q G B C S P J O S O A A A E S B U K T V

G A T F B V C O N R L O C N R P J A Y P U I O A

R L O P T O X S K D J P T O P P F G W X S N C R

E P T W A Q G C B I D N S X C J J U L B Q L E O

L K Z T L T D A H T N P E S A L P E T L A Y S X

U O E C Y B U T E E P A K O A A F D K U A T W A

I D Q P R A L H Y E Y V S D B B T J Z C W I W B

F H K N I R A F R A W F I E A X P O T Q B C C A

O E E N G H Z L D H Z R U T Z C A I T J C V A N

W P S W O Y F O T B Y N Q P K E V W S J V Q Y R

J A A D E N O X A P A R I N D A B X H K B J Q V

S R N L Q P H N I R D V B D S V X A R E L T O R

A I I M K T W D X V Q E B E F A M M Q F L I D A

J N K L V H D N V T Q G K I H O C L T B C E B P

Z B O F I N S W S H Y C O U M A D I N K Y Y B Y

R P R N E T A L I X E T E N A R T A G I B A D A

Y H U U L U L I Y P K H R O A J Z J V Q F Q M I

S P B J U O F A C J I E A H C R S Y N J U X C L

Abbokinase	Activase	Alteplase	ASA
Aspirin	Cathflo	Clopidogrel	Coumadin
Dabigatran Etexilate	Dipyrida	Ecotrin	Enoxaparin
Enteric coated	Heparin	Jantoven	Kinlytic
Levonox	Plavix	Pradexa	Rivaroxaban
tPA	Urokinase	Warfarin	Xarelto

ATRIAL DYSRHYTHMIAS

S N P C I H M P T L W E Y Z P U J V F T L U G X
T R A N S C U T A N E O U S P A C I N G V U S W
Q H K Q S H O R T N E S S O F B R E A T H S Z U
N Y K W R D D R R N D Y M R Z W P N O J I O P C
O P N Y N J P E Q F D E U N I A P T S E H C C X
I O A I D R A C Y K C A T R A L U C I R T N E V
S T X M L S I S E R O H P A I D L K A I X Z P Z
N E R A L U G E R R I B A N N Z I J A I U N C P
E N W Y D N N Q E S Y F Z G V E Q P Y Q E S J S
T S A K L I I K A D A O A E D A G W F I T V B R
R I B N N S A F D Y V S V I B Y T Y Z U A T S G
E O I V O M L J L K D U Y I N B Z U X J C D I Q
P N M T E U R B G D K T U N D T B B R O K E N S
Y L S C T F L H C A P E Z I C K I S Z S Y O O S
H J A T L J M H L J X Z Y J O O F N M N P X I E
A P E K V T T S B I F V N C A P P H G O N Y T N
H R A T W K O T Z J X Z M Q Z B T E K W E G A Y
H X V B I F A U E T R Y N P V Y N G U E Z E L Z
Q D N L N V I O I E V M K U H T T I Y A A N U Z
K A S A I V A K Y I J P P R E B A D P K A A M I
B D Z J H G K C C O N F U S I O N C S N K T I D
W I O X V A G A L M A N E U V E R S H E G E T J
L F Y R X W H L T R E A T M E N T O N S R D S H
R X T F K M C B F A T Q L J Q E M M V S A D J W

A FLUTTER
AFIB
BLACKOUTS
CHEST PAIN
CONFUSION
DEOXYGENATED
DIAPHORESIS
DIZZYNESS
FAINTING
HYPERTENSION
HYPOTENSION
IRREGULAR
OXYGENATED
PAC
PACEMAKER
PSVT
RHYTHMS
SHORTNESS OF BREATH
SINUS
STIMULATION
SVT
SYNCOPE
TACKY
TRANSCUTANEOUS PACING
TREATMENT
V FIB
V TACH
VAGAL MANEUVERS
VENTRICULAR TACKYCARDIA
WEAKNESS

BURNS

U L J C A W E J F J E N D E S Q U A M A T I O N
B R U M R F D P O M H F M F G R A I S T K X T A
F D I F W O H E M N A W T Y U S N J Q U F Q U A
K O P X F N S C B K N C D Q L T T M L F H T D T
D K V H N A E S M R Y Y C F E O E J L T O O L B
N N V Y W L B B C Z I Z A R E S S G M C Y H N Q
A R I P W G I D A O H D V C C O L F O M Y Y O J
Y G J E E C I B F A N E E H T P I N X H J D I D
T D I R O U Y P P M N T A M S W T M W T J R T X
Y D D K F B M O U T N R A I E A D A K V D O A G
K M H A H C Z N I F O O S M M N M K F F Z T R E
M T F L C T I O J T G Y C I I Z T V H U S H T R
I R Z E N X N U O E L U N M Q N O P V A C E N F
I O V M A S G M U O R A H C D M A Q W S L R E P
M Y O I L Z I Y T L T Q H I B K C T J H I A C X
I E I A B E Z U I I Z N M J W Z D E I G E P N S
B X F U S R A N O V B B C Z N Z P J H O T Y O A
R K F L Y L G N G G I M P Q C S Y E L A N M C C
H R E S U S C I T A T I O N Y G R H Q P O M O T
C I R C U M F E R E N T I A L A L S E T L Y M E
R T N L P C H H Y P O K A L E M I A D E S I E A
W K C I K R I T B C X B K P B T Y Z Q O F X H M
L E R I Y U L W K Z K R Y X W P W X Q R W C B U
R T P Q Z P T X F F B D E I O B B H I L H K G R

Auto contamination	Autolysis	Blanch	Circumferential
Cross contamination	Curling's ulcer	Debridement	Desquamation
Escharotomies	Hemoconcentration	Hydrotherapy	Hyperkalemia
Hypokalemia	Interventions	Resuscitation	

CARDIAC CONDUCTION SYSTEM

I V X Y Q S A S I N O A T R I A L P N Z H S L C
Z K Y T I P X V S G B A V J E A N D D C D D C V
W Z T C D R V D C W C J U O W E G I B Z L X J Z
K U A J I B N H R O A R O T T C R L I V A L L B
D Z U T X M Q E A D N U H N O V Z R Q I A N A U
B K X B R S G R G Q T D Y A J M F R I I C M J A
F M Q S D I Q L F Y L W U E M C A J L Y T R A N
N E I M V U O C S V X T H C A J Q T S F W B E W
S V A G L S A V H D H O H H T V D S I D Y G E I
X I I B V H Y J E V O A C Y C I K N N C A T X X
W T Q C R X C J X N Z Q Y H C G V A L T I G X C
N I G E Z M W F C E T I J Y I B Q I I E S T C Z
A S O J R N W Y I X S R N G R T B V T Y V Q Y J
T O P A E S E W T N J L I H X P E J E Y K A Z Q
X P F Y L Y I U A H E M U C Q A I P Z K X Y W I
B F Z L N U V Z B H I J W P U B G M V N W Q U A
K Q E A I L K Q I U Y N E D M L Y N D E G S X D
R C C C V M J N L X U S C S X I A Y T D I G N V
O Y Z T S R Z F I I K F D M O R F R E G U F C N
D Y M H Y X T R T M H E P S B T R A E H D K V X
M Y I J D U F S Y S Z Y T I L I T C A R T N O C
T H D E P O L A R I Z A T I O N Q E Y H S E X Z
I M B A L A N C E S P V M H P J Q L T U P Z J B
T D M E U Q J E C T V Z Z E Q Y M Z I K Z C Y Y

ATRIOVENTRICULAR AUTOMATICITY CELLS CONDUCTIVITY
CONTRACTILITY DEPOLARIZATION EXCITABILITY HEART
IMBALANCES IMPULSE NEGATIVE OXYGEN
POSITIVE SINOATRIAL WAVE

CARDIOVASCULAR MEDICATIONS

```
D O X A Z O S I N I T R O S T A T V V J V I Y N
N W V F D D O T F Z R O S S E R P O L N N X F N
L H Z G C X U N T X T R A N S D E R M N I T R O
C L S H C K N C Z P W F A I S B L I P I T O R M
H Q R Z C R H D L H M M A Y G O O C W P E D L M
M U Y I C F Y I H Y F U R O S E M I D E E C U I
E E E H C O R M I N Z L R T C F T Y D K H I C X
Z N N Q A P M O L E C K A D R R K N D E C W J D
A X I O O G J E X T R Z G Q P X V A N L C I M V
I F S T R B M N I O W W T Z V V O O A B S T P N
T O A Z R E V U I P E Z O H C S R C X K A U T I
L C T Q N O C M X A Q L P O Q E N K B J V A G T
I I W A B W P A B C N H R J D I M T G C R Q L R
D Y G B Y A K A P U X D I O T M Y P V E O X B O
B I W M V J X J R T A M I A W Y A M X O N A M G
L B O S L P G A M R A M T W L P H E I T A M K L
L H A U Y S J H O O A S I N F E K Z E G W L V Y
J N F H V R T N P R A D Z U P H S I P G D O F C
O P K Y X O E A Q V F N E J C N E D I U J D P E
A R U D R A C C R Q L F M Y K A K R L A S I X R
T D N Q J P O O L H G T G M Y P U A Z J K P K I
S C W E O C T F P B C H I I W C M C E Y K I W N
M P O E T A R T R A T L O L O R P O T E M N I Z
J M H Y D R O C H L O R O T H I A Z I D E E G R
```

Amioderone HCL	Amlodipine	Atorvastatin Calcium	Capoten
Cardizem	Cardura	Catopril	Cordarone
Diltiazem HCL	Doxazosin	Furosemide	HCTZ
Hydrochlorothiazide	Lasix	Lipitor	Lopressor
Metoprolol Tartrate	Nitro Par	Nitroglycerin	Nitrostat
Norvasc	Pacerone	TransdermNitro	

DIABETIC MEDICATIONS

```
Y O I E N O Z A T I L G O I P I A R O D V O A X
F R N G P L C F G P H A N H C C V M L U U K Z Z
B P S G B K N Z P W H O J I T N R X W Y Z H F Y
O G U R S Y P S L Y V K A O W C X C I G S P B H
O E L U X L C A B O X C S T E T X Q Q N T Y G B
L D I A M J N E L A A J J P O A P V C R J B L V
C I N F T T Y I U R B B E K F P Y Y C F Q Q U G
B R R V U E N G B U S T Q D S C R R D H B U C O
Z U E S R N B O M N F G A I I V M N B P O W A R
L B G H P R S A P R L F N G O Z S Z Y Y P R G Z
Q Y U W U E E W I U V S G B O M I I U V V M E Q
F L L T Q M P D C D U L Y R A M A P G Z L Q N K
V G A I P D A O Y L N P C K T D O U I Z N D U R
L R R G I X P L I T Y Z N C S N G C I L C N E E
O I Z S L H X N O I N S U L I N G L A R G I N E
R W P N A J A Q B G O R P S I L N I L U S N I Z
T V Z G O S P N H W E C J S R Y T M M W X L X I
O O E Y P I R K V B R J B V E L P N P A W T Z Z
C E N A H P O S I N I L U S N I K K K Q Y J U U
U Z R L G L U C A G O N Z K U L R P R E C O S E
L T E O S N C Y C G L I M E P I R I D E X M Z T
G Y D E C Q X U F R N I L U M U H H Y E N A A F
H H U M U L I N N L L C H N I M R O F T E M P R
H J W L S E O T T T W N O V O L O G N Q Z V Q V
```

Acarbose	Actos	Amaryl	Diabeta
Glimepiride	Glipizide	GlucaGen	Glucagon
Glucophage	Glucotrol	Glyburide	Humalog
Humulin N	Humulin R	Insulin Aspart	Insulin Glargine
Insulin Isophane	Insulin Lispro	Insulin Regular	Lantus
Metformin HCL	Novolin N	Novolog	Pioglitazone
Precose			

ELECTROCARDIOGRAPHY

```
P D N O I T C E L F E D E V I T I S O P C E S P
R X N G J P G T J G S D A E L R A Y Q I N U T O
S B P N O I T C E L F E D E V I T A G E N Y S H
E E O E Y H O O X E L Z F D L Z K Z F A X E E F
G L S J Q J E V A W U O H I Q P E W M O F C G C
M F S B T R Y H U B E H I E J L S A G B E A M S
E L R B A A A I D R A C Y D A R B P G F Z I E C
N T B D E X W O X X B H S W T F S M E B K P N D
T B B J V H A P E C U R S M E N H R B E K Q T Z
J S M Y A I G L P Y T G I S O E L E C T R I C N
T O I Q W E P S I M S I Q P L D R Y Y T A X X R
C M E V T M W B F W N C I U M A M P L A A R D O
I C N O O V T Y L E G O A I D R A C Y H C A T P
I Q Y C U K X U N F L A V R E T N I R P R Q T D
E K S E L E C T R O C A R D I O G R A M Q R B S
U R T C A F I T R A L A V R E T N I T Q Q S T E
Q E K G C A L I P E R A S D R V Q Y X K N D B T
F B C N X Z F P S P I T M Q X M K C B R S U W Z
N G H I L M F X K Y S I X A C A I D R A C R B M
F H Q Q G F N E N H V X A B F K Z I T M A A K L
A W X N Q Z V X Z V Q A J A R U N J Y N A T Y S
L T G O K A F V I U T Y E E C K E J F W I I O V
U X F J W T J U V A J P A O I H Z Z U N T O U Q
G E M P O R F E I B B Q O G E N O P V X L N B X
```

QRS COMPLEX
NEGATIVE DEFLECTION
CARDIAC AXIS
QRS DURATION
TACHYCARDIA

PR INTERVAL
LEADS
BRADYCARDIA
QT INTERVAL ARTIFACT
U WAVE

POSITIVE DEFLECTION
ELECTROCARDIOGRAM
ISOELECTRIC
ST SEGMENT

P WAVE
EKG CALIPER
PR SEGMENT
T WAVE

GASTROINTESTINAL MEDICATIONS I

```
U Z A P S A N A U J Z A H L V L V R C H I X D L
X Y E P E N I N O B V C Y L E T A R D L A G A M
N Z L G F E A D I C Q N E N I Z I L C E M H M S
G G A G M Z E Z I A U F L O J D R C M M Y P O V
I C L G L U F V P C E L X Q C D V J V Q H D K U
M A U K L L K I O Y Y W U G T Q O B B E N L B W
O L M B C X V J C Q K C V V T H D O N Z K X U M
D C I O H K J S M U T X L F U E C E R E P P F E
I I N Z E R Z E K T M B S O S K G W N P U O M T
U U U O D M T Z G B H N H O M R B I R M M D T O
M M M G I Z V Q H S L A R S A I Z L L L F O D C
L C H J M E V M L V Y T M N X A N M D P I X C L
S A Y Y A P V A B F S N F P R Y I E O Q W V U O
M R D W R F C L A A S Y E E H K V R H V D W E P
Q B R K P E I Y G Q N O P J L O T Z M C L W C R
J O O Y O I V V U R Y R C T P E J X M V L P V A
H N X K L Q Q I E E O V D I M N P E G P A I H M
S A I I Z V J G T L J Q O Z J Y H P L Z O J J I
G T D U A R L B H N G R E N I M A Y C S O Y H D
Q E E T B A E C I H A V U J T H W L J T V T L E
N E G A N N O W Q B Q X E R I O P A N X X J E H
S N E W T R R U Y Y Z A F T I P F D A U C D R C
V D L Y P U S E C E U E N I Z A H T E M O R P L
R A L R A S L G H H G U D A H R V S J I Q O B O
```

Aluminum hydroxide gel	Amphojel	Anaspaz	Antivery
Bentyl	Bonine	Calcium carbonate	Compro
Dicyclomine HCL	Gastrosed	Hyoscyamine	Imodium
Lopramide HCL	Magaldrate	Meclizine	Metoclopramide HCL
Metrop	Phenegran	Prochlorperazine	Promethazine
Reglan	Riopan	Tums	

GASTROINTESTINAL MEDICATIONS II

```
E I J H D I P J H F V J X Z K F N Q Z E B L D G
S V U G G N Q T F V U D C I M E T I D I N E D T
O T H M J E Z D O D I N Q H K Z T Q R H R D O U
M V Y J T V F J W C S X U S X R H Z R W U C Z A
E Q R R C A T N A Z R K E N U L O S E Y V L U B
R W C M W S M V D A M W W H K U Y O E Z F C O A
P J I E H M E U N I J M T P P O I F J R O R M D
R B Y B N R M I V T C R D P R I L O S E C W E P
A B X C P I T E R U X P C V Z D C D Z E P C P H
X V T A N I D I E N B O E N J E L A M G M L R I
O E K W D G T I Z L Y R E P Q O O Y M R Y S A C
L B K I Y Q Z L T N O X N O B A T G M F W C Z W
E Q N P X L M M K O I Z R A R T S R A H O X O J
M E Y L F Z I I R U M L A Y K W O A P Z X O L E
A F B V Y H S Z M F A A T R A K R I V L B Q E H
G P I O I S B Z O C Y G F Z P V P V D L M E O F
N F C F K W Z R T M U I R P M O O C I S F B N F
E J Y V K P W U P B I U R R K E S U M O I P S Z
S X T X R C L M G A M V B V B J I N Q H O J W Q
I R O L I O J F O E A R T F F J M E A M W Y K O
U C T T S B K Y E L O Z A R P E B A R I D B I W
M K E E L E T E M A G A T M W D D X T E T W P K
X C C L C V F O Z T D U I K E P J S U Y H L W M
V S I M E T H I C O N E N N I N Q W V Z J R O M
```

Enulose
Lactulose
Zantac
Ranitidine
AcipHex
Rabeprazole
Cytotec
Misoprostol
Prevacid
lansoprazole
Pepcid
Famotidine
Tagamet
Cimetidine
Prilosec
Omeprazole
Nexium
Esomerpraxole magnesium
Simethicone

GENITOURINARY/GASTROINTESTINAL MEDICATIONS

F H L R T Q D V R A C S O R P K K Z R I V W A F
U J C T M U X N N M I L I F A L A D A T N S T D
O Z H S Z I A I X J C E V F A M U D H S O P E M
W I N A J G M T C E D E S J T I R Y Q C H O S R
Q R I R Y F O R J P S U T A U Z C X V K J M T U
N D S G V P L O F M Z A Q U E W R E F W J C O W
G P O A A P F F J H V H P M A R Q K P C J Y S W
Y T L I K I N U A G H X E I L R C U P O V S T W
G U U V N A D R J L M A A O L Q U N D N R T E V
Y S S Y F U R A D A N T I N O E O X A T E P R A
C F M C R B G N O D K I H P R F R X A P O N O R
M H A P Y Z D T I Z O W B M T P T C I K Q K N D
I U T D L B Z O Z H H K F F E T H T N U B R E E
T T I I E C C I Z P I R O D D X T O H A Y L I N
M D P D V T I N M A C R O D A N T I N L P E N A
E M A K I C R A M E A G C U I A O H U G P V H F
S G M I Y R B H L N I N Y T U B Y X O K P I I I
A S N D E X Y M Y I S Y F M F L O R T E D T B L
K X E B E A Q P F B S H E X P S J B H Y F R I L
O O M O C I K Z N A P O R T I D D C L G P A T U
I H E T A R T R A T E N I D O R E T L O T V O O
V P H E N A Z O P Y R I D I N E Y Q N W N B R N
Q L V G G B U S S C P M P U B M A C R O B I D D
J S I L D E N A F I L C I T R A T E U T D C G D

Cialis	Detrol	Detrol LA	Ditropan
Flomax	Furadantin	Levitra	Macrobid
Macrodantin	Nitrofurantoin	Oxybutynin	Pancrease
Pancrelipase	Phenazopyridine	Propecia	Proscar
Pyridium	Sildenafil citrate	Tadalafil	Tamsulosin HCL
Testosterone inhibitor	Tolterodine tartrate	Vardenafil	Viagra
Viokase			

LOOP DIURETICS & THIAZIDE & THIAZIDE LIKE DIURETICS

Z B E Y I U B R C V R R T B M Y K B U V P C J E
K E H D F N F M Z H T D H R F T C A M M D E V E
S N G J I W D U U V L A D N A H E E M M E D A D
Z D P Z S Z S A B U S U D I L D T D P K M C L U
V R D D K T A O P G X I W O U O X C A N A X R F
R O L A S I X I Z A C Z R D L R I H F Y D G J M
C F M U T A R M H O M O H A O P I K J X E S J E
K L U E A O M V E T T I Z T H Q G L R Q X C G Z
J U F Z N C O D J H O O D E H B J L O L O D A N
I M F O N O E S I T N R O E R C Y I Q A K G H C
M E P H T C D A N E W T O R S E M I D E R C E I
J T O U R E Z I K U P C J L L V E O E N S W T O
O H W I S I E C L U T D H K H D L U B N F I H Y
P I N M D X S P X A M I H A I C F I U E X Z A I
C A Y E Z H L F N U H G Q Z K B O J H Y C Y C Q
V Z P V V I S U B I K T O T Y E G R V K R W R R
E I Y Z Y Z E A A Q U R R I S U G N D Z O I Y W
P D K T N Q X L S T C S F O X Q A D N Y Q H N J
J E Z W O E K E S I X I R H L R J X I R H W I H
B E E H J J U E M C M P Y E O H I D T I W I C E
A M I Q S B V H Q U W A U I S X C E H A R K M I
Y I Q I Y Z X D G I B E D I N A T E M U B F K F
E D I M E S O R U F N R X C C G L T A W U S R A
L M E T H Y C L O T H I A Z I D E L I D G H A M

Bendroflumethiazide	Bumetanide	Bumex	Chlorothiazide
Chlorthalidone	Demadex	Diuril	Edecrin
Ethacrynic	Furosemide	Hydrochlorothiazide	Indapamide
Lasix	Methyclothiazide	Metolazone	Microzide
Nadolol	Torsemide		

MINERALS & WOMENS HEALTH

1 R J R P W P Z X T R T D D 1 9 W Y E R B I H M
H G W U 1 W I U N A T A T S O E F A S C H A Z E
B C D Z S L G P X I F V O P C B F N T 1 2 H M D
M B T T B D D S A E M Y I G X Y O U R 2 Y W U I
C E G A W B O E M U E A F T P R E M A R I N I R
U M N D P D T I T L D S L 2 A V 9 L D Y W W S A
9 2 D O U L R F V A O I D A C M N 2 E F W D S H
L F H D R O O I F U G A C Z B L I J R O Z 1 A C
I C M F N E T I E E X U Z A B O I N M E 9 S T C
1 U H R E A T N D F M M J O C T C M B F B 2 O A
1 G 9 E M R I S I A A P X N R I R O A 1 9 9 P S
V D X I N S R P E P R H A I O U L Y N R 2 W G Y
H L N I Z O P O V G A T O T X C S O A A A 2 R L
G B D W T C X D U P O G S E C U N H F H Y I E O
9 1 X P B W O O M S Y R R E V H U E 2 U T C F P
N A R C A N 1 I L V F E P A G H Y I G S N E O N
T I C E L R R E F A F U B Y B 1 B Y V O G 2 N O
P B 2 E T L X F V I N P M P X N E L B O R 1 E R
R R H V L E I U N P E M Z A S O H F H B A T V I
O B P N O 9 B D A J A B E F R X R C W A R F S 1
V A E I S 2 I S R L 9 9 T P N A F D B O O F J E
E Y Z 1 O A R E V O R P O P E D T E E R L R F M
R A C Z E V M X I F Y L 9 F W J V E 9 M A S W W
A Z R C F B B L G I I 9 V G V A X B O O J M C 2

Alora	Climara	Cyanocobalamin	Depo Provera
Estraderm	Estradiol Patch	Estrogen Conjugated	Femiron
Fempatch	Feosol	Feostat	Ferrlecit
Ferrous fumarate	Folic Acid	Iron Polysaccharide	Medroxyprogesterone
Naloxone HCL	Narcan	Niferex	Potassium
Premarin	Provera	SFGC	Slow FE
Venofer	Vitamin B12	Vitamin B9	Yaz

NUEROLOGICAL & MUSCULOSKELATAL

```
O V T X G S C P V C X D L T J J G Z W I C O E D
C L D E F F B H R Y H G Z O Z O H Z W P B T M F
Y O T E M E N I S W R M D P R D I F I B F F K R
I M P K Z W G U S U U D H Z M P F E I X M U G P
M A E M N H A M P H E T A M I N E S U L F A T E
D B E T E N I P O R T Z N E B L L A R E D D A A
Q R N Q A P H U Q F S Q R I P U S Y P Z Y O Y M
H A I E L X R F E C E F G F X W N H Z Y T C O E
A C L V W C A P D U K Q W M O A S A H G A V Z T
H O I T A F O L R S M Q H A N A L U B R H K E H
O H G N U W Q N O Y V D U A G N O E B E P E N Y
Z T E K P V T Q C N I S H A C E M I K Y E L I L
Y E L Z U C G Z W E E E R J C F D V L S O D R P
G M E H O N A T P I R T I M L O Z S C W D E P H
K O S Q G M K B F F J T T M P L L S U K K P A E
M R V T Q J I W V O L L A A I C R I K K H R Z N
U X B G Y S N G K I Q X L L F A H N R P L Y N I
Q I D S J K F S O T V E I W F B G I L E N L E D
O X K I V K W R X B V F N U G K K T S C X U B A
Y X G H N P E N L O O O D E T S K N F X Z E O T
F F E Q T S B X D O D C T Y O Z B E F E X V L E
L O G G A P R O S W N S H Y A I Q G L E M E C F
I A H L P V P W R O B A X I N C R O Q C H G Y N
W T R E C A F X Z W W V Z L D C Z C X P T J C Y
```

Adderall	Amphetamine sulfate	Baclofen	Benztropine
Carbidopa levodopa	Cogentin	Concerta	Cyclobenzaprine
Eldepryl	Flexeril	Lioresal	Metaxalone
Methocarbamol	Methylphenidate	Ritalin	Robaxin
Selegiline	Sinemet	Skelaxin	Zolmitriptan
Zomig			

OPHTHALMICS

A Y T M E N I P O R T A O T P O S I Y S N U Q R

Y I Q L D F H R O T F P H O Q P R E A E A U N E

U D B L G P D L G Z T P O S U R T L S N T W K D

B O A O E X Y D V Z A Q K S P X T A M I A L K I

R R F L N K N D P J E T X H O F C K Y P V L A R

W Z M O T K W A C L T E D G C C R A O O A T T O

L O P M A R O Y G C A E B K I H O R Z R R I N L

G L I I M A O S I A R D R I T I M P C T T M E C

M A L T I J C N L F T Q C O P Z O I Q A M O G O

T M O E C A E I D Z R E A L O B L N G S P L N R

A I P D I T U D G H A B B O N P Y E P M N O O D

K D I I N R Y I D O T R S L E S N Y I I A L I Y

B E N M S O Z C G T E Y Z O G P N U L N G L T H

E H E A U P D A F R Z I X N J I A T O I A D U E

T C H L L I Y T G A I P S U H L R P C M H U L N

A L S O F N K N G V D I R B N B V R A R P C O I

U O G Z A E B E A O I L L O S I P O R T L A S P

B P H R T S F G R P X O W V I P X A L O A T L R

K T T O E U W B A R O S N E Z B K Z O M S I O A

S I V D J L V H M O M T T L W L W E C P R Y M C

P C T B S F R H Y S I A T N X W K U D E C M I O

I R Y W L A Q J C T R T R U X H Q O S E A U T L

J O F I Q T M R I I B X T J R Y V O M N K N E I

K M V I O E A Q N C I T P O M I T P Y W C M B P

AK Beta	Akarpine	Alphagan P	Altropisol
Atropine sulfate	Betagan	Betimol Solution	Brim oxidize tartrate
Cosopt	Cromolyn NA	Dorzolamide HCL	Dorzolamide timolol
Garamycin	Genoptic	Gentacidin	Gentak
Gentamicin sulfate	Isopto Atropine	Levobunolol	Minims Atropine
Opticrom	Pilocar	Pilocarpine hydrocloride	Pilopine HS
Pilostat	Timolol	Timoptic	Travatan
Travoprost	Trusopt		

RESPIRATORY MEDICATIONS

```
G L S E W B T Z E N N I S E N E F I A U G R S Y
I V T I H N S G G N N H J S S I B O C Z P T H T
P E S D S G A G Z E I L L V S A L M E T E R O L
R B H T W R K Y T T P S A S G O A Q R E N X I R
A K W H L L U V J A N V S T V Z T F L P J B L J
T I L N M X L L P F V N W U U K B G T Q W E S F
R A L B U T E R O L I P R A T R O P I U M I N H
O F Y J S M T F P U D T T U P Y N A Z V Z X P Z
P M D V E U N K T S A V B N D N M H F I K P R V
I U A S R V O A S L B F N J E O O F E H Y L O C
U I I C E R M V I A K W H P F V E N I T F E V Y
M D N D V G M J N R T D Z K G Y I H E V D R E U
B O R T E C L Y G E Y D G R Q L A B T E A C N B
R S C N N B V B U T T E E R L N Z E M L T G T D
O N T E T T U P L U H K L Y N G Z P L O H P I F
M Y A V N D E G A B W K H Q P R O A I R C Z L A
I L H O V H F N I L N P T E T A T A N O Z N E B
D O I R D O O B R A O Q I U Z P E X E N I C U M
E M S T A L E M A E K U H R O B I T U S S I N A
C O M A A X Y G H U L U N Q V G T D P W C S M L
Y R E S O G W T M O C L A S A N U Q R E D I G V
D C S X S R X D E D S H W I V Y S P I R I V A L
Q E E V B A K H X Y W F G M U I P O R T O I T M
T P T O G I G Z W H W Y I A E W G C C L L M U G
```

Albuteral sulfate
Albuterol Ipratropium inh
Atrovent
Benzonatate
Combivent
Cromolyn sodium
Guaifenesin
HFA
Ipratropium Bromide
Montelukast
Mucinex
Mytussin
NasalCom
ProAir
Proventil
Robitussin
Salmeterol
Serevent
Singulair
Spiriva
Tessalon
Theo Dur
Theophylline
Tiotropium

Made in the USA
Lexington, KY
11 March 2019